Ann Sy

# La pudeur après le clic...

Edilivre

Cet ouvrage a été composé par Edilivre

Immeuble Le Cargo, 157 boulevard Mac Donald – 75019 Paris
Tél. : 01 41 62 14 40 – Fax : 01 41 62 14 50
Mail : client@edilivre.com
www.edilivre.com

Imprimé en France
Texte intégral

Dépôt légal.


ISBN papier : 978-2-414-62940-4

*« L'Amour est le miracle de la civilisation.*
*Et la pudeur prête à l'amour le secours de l'imagination,*
*c'est lui donner la vie. »*

**De l'amour**

**Stendhal**

# Prologue

La pudeur…

Voilà un mot qui, bien que courant, tombe en désuétude dans notre société actuelle.

Plusieurs raisons, que je vais développer dans les chapitres suivants, expliquent ce constat, qui me laisse désolée, d'où l'envie d'écrire ce livre.

Si je souhaite évoquer avec vous ce sujet, c'est tout simplement que, selon mon humble avis, celui-ci mérite d'être défendu, préservé, protégé.

J'adhère à d'autres causes qui sollicitent mon intérêt car mon indignation est totale.

Défendre la pudeur me tient particulièrement à cœur.

Cette cause peut vous paraître absurde et totalement personnelle, et vous avez raison.

Pour ma part, je la considère suffisamment importante pour lui dédier cet ouvrage.

Je considère comme inquiétant et dangereux de la voir disparaître, et je vais argumenter mon propos.

D'un naturel pudique, je constate qu'au travers de chaque média qu'il n'y a plus du tout de pudeur, ni dans les propos tenus, ni dans les images.

Je suis peinée de voir toutes ces personnes perdre leur dignité au travers d'émissions dites « télé-réalité » et également à cause de leur surexposition sur les réseaux sociaux.

Ils dévoilent leur intimité, se mettent à nu sans hésitation, et deviennent alors les victimes de milliers d'inconnus qui se permettent toutes sortes de commentaires, généralement empreints d'une violence inouïe.

Ce que je déplore le plus dans l'absence de la pudeur, c'est le manque de délicatesse, de respect et d'attention envers autrui.
Les rapports étaient courtois, et la politesse, de mise.

Ils s'accompagnaient d'une forme de lenteur qui nourrissait la profondeur des échanges et qui suscitait notre imagination, faisait appel à notre intelligence.

Un parfum d'élégance flottait dans l'air, quand les échanges étaient empreints d'une certaine pudeur.

Voilà le pourquoi de mon écrit aujourd'hui.

Avertissement amical de l'auteur :

Le buffet des conséquences étant déjà servi, vous êtes susceptibles de partager mes conclusions sur ce sujet délicat.

Merci d'accepter de monter à bord de la compagnie ultramoderne « Prudeline », qui vous souhaite un agréable voyage.

# Pudeur

Pour commencer, je me dois de rappeler la définition de la pudeur qui se pare d'une multitude de facettes.

Elle définit clairement la gêne que certaines personnes peuvent éprouver en évoquant des sujets trop intimes.

La pudeur fait référence à la sphère privée de chacun de nous, qu'elle soit d'ordre émotionnel, intellectuel, culturel ou sexuel.

Celle-ci s'associe conjointement à une forme de retenue, voire d'humilité comme l'attestent :

- L'adjectif « pudenbus » désignant ce qui est infamant, ce dont on doit rougir.
- Le partitif « pudens » qualifie ce qui est réservé, discret.

Précisément, une réserve de soi conjointe qui tend, elle aussi, à s'effacer.

La pudeur revêt plusieurs dimensions et sa présence s'avère existentielle pour moi.

Elle est flexible, créative, ambigüe, énigmatique.

Elle me subjugue par son ambivalence innée, par sa sensualité mystérieuse et contenue.

Toutes ses qualités me fascinent.

Je ne peux donc décidément pas l'abandonner et ignorer la dégradation progressive de son état.

Les influences qui causent son effacement de nos vies s'installent et se révèlent des plus alarmantes.

Je vous préciserai donc ma pensée au fil des pages.

# Explorations

La pudeur, en premier lieu, invite au voyage, à la découverte de soi et de l'autre.

L'essence même de l'être humain ne réside-t-elle pas dans sa volonté de découvrir le monde qui l'entoure ?

Quoi de plus délicieux que l'adrénaline contenue dans nos actions ponctuelles afin de braver les interdits ?

Malgré l'imminence d'un danger peut-être, l'exploration de l'inconnu ne nous attire-t-elle pas dès notre plus jeune âge ?

Comment résister à l'appel du large ?

La pudeur est une véritable sirène, romantique de surcroît, qui nous envoûte afin de nous entraîner vers la délectation des chants des possibles.

Guidée par son chant, on découvre soi-même, l'autre, et les plaisirs de l'amour.

La pudeur déshabille notre timidité et nous accompagne sur le chemin de révélations délicieuses et empreintes de spiritualité.

Cette mise à nu nous permet d'effleurer du bout des doigts les cieux, et de conjuguer à l'infini ces accords nouveaux et sporadiques.

Petites notes de musique indicibles qui nous ensorcellent, et rendent la vie plus belle.

La pudeur est notre amie et, parfois, notre ennemie.

Elle nous accompagne avec grâce sur nos chemins de vie et également quand la peine surgit.

Elle ne doit pas tomber dans les abysses de l'oubli.

# Abominations

Néanmoins, prendre de la distance avec elle permet de belles évolutions, indéniables.

Cela est certain.

Je ne peux qu'admettre l'effet positif de son effacement sur la liberté dans de nombreux pays aux accords incertains.

Malheureusement, dans certaines parties du monde, une lutte acharnée se poursuit.

Hélas, la vertu liée à la chasteté favorise l'exercice de la tyrannie à l'encontre de la gent féminine qui, courageusement, se rebelle.

Le pire, c'est que cela est exercé en toute impunité par des hommes qui admettent leurs faiblesses devant la femme, objet de leurs désirs.

Néanmoins, au lieu de chercher à se doter d'un puissant antidote contre leurs mauvaises voire impures pensées, ils asservissent les femmes, prisonnières car diaboliques.

Elles sont la source de leurs péchés…

Tout est prétexte pour tyranniser les femmes susceptibles d'enflammer leurs sens.

Leur belle incandescence murée dans des carcans éducatifs, vestimentaires et familiaux.

Réduire en cendres leur être, museler leur intelligence.

D'où l'ambiguïté de la pudeur qui peut s'avérer dévastatrice en fonction de ses utilisateurs.

Leurs courbes, leurs cheveux doivent être dissimulés, tous leurs attraits camouflés afin de prévenir les hommes contre leurs démons.

Comble de cette infamie, les hommes sont pourtant connectés, se rendent dans des lieux où la pudeur ne rentre pas, exhibent leurs corps, pratiquent l'adultère sans honte aucune.

Ils ont tous les droits, et la femme n'en a aucun, si ce n'est celui de les servir.

Juste le devoir d'être la marionnette de ces messieurs.

Par ailleurs, ceux-ci ne se remettent jamais en question. Ils ne proposent aucune alternative pour éviter l'aliénation de la femme, victimes de leurs pulsions.

Sa fonction est limitée à la survie de l'espèce et, si la mère obtient une gratification, filles et femmes demeurent des impies sur lesquelles s'abattent les châtiments cruels les plus injustes.

Elles sont soumises, torturées psychologiquement et physiquement, violées, exploitées.

Sous couvert de la pudeur, les hommes les musellent et conservent, avec un aplomb sans faille, les rênes de leurs existences annihilées.

Dans ces cas précis, la pudeur, véritable poison, devient l'outil puissant des bourreaux.

# Romantisme

Le romantisme, pour ma part, va de pair avec la pudeur.
D'où, d'ailleurs, son état déliquescent.

Celle-ci, de mon point de vue féminin, est à la source du désir.

Une épaule dénudée, l'échancrure coquine d'un chemisier, des courbes délicatement enveloppées dans une robe légère favorisent le fantasme, tout comme une paire de belles jambes fuselées, gainées par des collants affriolants.

L'imagination donne corps à ce que les yeux effleurent.

Cette créativité se fait plus intense, plus ardente.

Mystère de l'inconnu que l'on tente de découvrir, délicatesse de l'attention captivée.

La volupté des regards échangés, des sourires qui fleurissent sur des visages rosis par le désir balbutiant. Attirance indiciblement décuplée, se nourrissant de ces énigmatiques promesses.

La pudeur fertilise les amours naissantes.

De doux rêves, des effluves de bonheur bordent le cheminement naturel de l'attraction.

# Introspection

Comment découvrir l'autre sans procéder, tout d'abord, à une quête profonde de soi.

À savoir spirituelle, émotionnelle, corporelle.

La pudeur parsème de délicatesse le chemin de l'exploration intérieure.

Elle permet à toutes et tous d'avancer par paliers naturels.

Le processus est en route et, si la nature a son rythme, notre cerveau et notre corps également.

Brûler les étapes n'aboutirait pas du tout au résultat escompté car le temps, astucieux, dévoile tout et mettra en exergue les failles, les oublis, les erreurs.

Si certaines phases sont observées superficiellement, voire ignorées, si le temps de préparation n'est pas respecté, l'analyse finale s'avérera forcément erronée.

La vie saura, elle aussi, rappeler à l'ordre celles et ceux qui se sont adonnés avec précipitation à l'exercice.

La clef du bonheur est en chacun de nous et nous ne pouvons offrir ce que l'on ne s'est pas accordé.

La pudeur exerce son rôle de garde-fou, légitime, en prenant soin de nos élans.

Le déterminisme à approfondir sa connaissance de soi et de l'autre devient exaltant, ludique et joyeux.

Un véritable jeu de pistes qui suscite la curiosité et qui accroît la motivation de ses participant(e)s.

Elle attise cette volonté inhérente à chacun d'entre nous, ce besoin profond, vital de détenir « la connaissance ».

Bien évidemment, ce périple comporte des difficultés qui ajoutent de la valeur ajoutée à cette quête que j'ose qualifiée d'universelle et de tellement intime.

Sa finalité demeure palpitante, tant de surprises et de méprises l'accompagnent.

# Quête d'identité

Dans notre société actuelle, on ne peut que constater l'avènement des réseaux sociaux.

Le règne de l'apparence est absolu.

Tout est prétexte pour provoquer le buzz et parler de soi.

Aucune limite pour certain(e)s qui osent tout en public.

Exister dans le virtuel pour se perdre dans la réalité.

Certes, se libérer, principalement pour les femmes, de tous les corsets idéologiques, sociétaux, religieux, devenait impératif, mais, hélas, l'excès que l'on constate dans nos sociétés occidentales est lourd de conséquences néfastes.

Les diktats de la beauté, de la mode asservissent la gent féminine et masculine qui a perdu toute notion d'équilibre.

Ils n'ont de cesse de ressembler à leurs idoles de pacotille…

Ils s'engagent dans une course effrénée pour paraître et, au cours de celle-ci, l'être est totalement dissous.

Cette dictature corporelle bafoue les libertés individuelles, et enrôle ses âmes en quête d'identité.

Prisonnières de leurs images, elles perdent totalement leurs repères.

Tout va si vite que la réflexion s'effrite.

Le miroir aux alouettes règne en maître.

Propension inéluctable à chérir le vide.

La disparition de la pudeur, qui ne peut alors utiliser son pouvoir de protection, accroît le nombre déjà exponentiel de ces esclaves décérébrés qui vivent dans un univers parallèle.

Malheureusement, le superficiel devient existentiel.

# Délicatesse

La pudeur induit naturellement le respect.

Son rythme, plus lent, permet de prendre davantage en considération l'autre.

Elle permet d'appréhender le monde qui nous entoure en douceur.

Les rapports entre les personnes sont empreints de tact.
Ils sont même saupoudrés d'un certain raffinement.

La retenue qui découle de la pudibonderie favorise l'éclosion de l'élégance.
Les propos sont délicats, les attitudes des partenaires témoignent de la déférence offerte à autrui.

L'observation et l'écoute, compagnons joyeux de ce doux voyage vers l'autre, gagnent en puissance en faisant abstraction de toutes formes d'empressement.

L'avidité demeure mais, épicurienne, elle se comporte en fin gourmet.

La pudeur annihile les débordements, mais n'altère en rien le plaisir et l'excitation qui découlent de ces échanges.

La pudeur décuple le pouvoir de l'imagination.

Coquine, elle met à nu, avec une extrême prévenance, la personne désirée tout en l'enveloppant d'une attention des plus estimables.

La pudeur est l'écrin le plus soyeux des désirs magnifiés.

# Sphère privée

À l'heure actuelle, les réseaux sociaux sont présents quasiment dans tous les foyers et exposent sur la place publique la vie privée de ses hôtes.

L'intimité se retrouve alors complètement bafouée.

La pudeur a été désintégrée par les technologies modernes ou, tout simplement, par l'absence de communication sincère.

Par le biais de vidéos, de selfies, de photos, vous parvenez à connaître la quasi-intégralité de la vie intime de personnes totalement inconnues.

Plus aucun tabou dans notre monde moderne qui voit l'achèvement de la dignité humaine et également l'expiration de l'intelligence.

Je n'oublie évidemment pas l'influence de la télé réalité, ni celle des téléphones portables.

Certes pratiques, néanmoins nocifs, car les gens sont devenus addicts et les utilisent sans discontinuer.

Leurs utilisateurs ne portent plus aucune attention ni aux êtres, ni aux choses qui les entourent.

Imperméables à la réalité, dans leur bulle, ils téléphonent dans tous les lieux publics autorisés, ou pas, et surtout inappropriés, bien sûr, pour toutes communications très personnelles.

Et ce, sans se soucier nullement de la gêne occasionnée.

Alors, au travers de leurs conversations auxquelles je ne peux me soustraire, que ce soit en rapport avec le niveau sonore qui est élevé (au contraire du quotient intellectuel déficient), avec les lieux (je ne vais pas sauter d'un véhicule en marche pour échapper à cette nuisance sonore accompagnée souvent de diarrhée verbale), me voilà donc submergée d'une quantité d'informations inutiles et le plus souvent indécentes concernant une personne qui demeurera anonyme.

Étalage sans ambages d'une vie privée atomisée en quelques minutes sur la place publique.

Société ultramoderne dans laquelle de nombreuses personnes sont devenues robotisées, impudiques, égoïstes.

Les règles de base de la politesse sont ainsi bafouées, et la courtoisie abandonnée.

Pire encore, l'autre en dehors d'un écran n'existe plus. Il perd sa réalité physique au profit d'une vaine perception qui demeure virtuelle donc superficielle.

Internet domine nos comportements par la facilité qu'il nous offre en permanence.

Le live est devenu aujourd'hui quasi obsolète dans la volonté de s'informer, tant internet est d'un accès facile et immédiat pour obtenir la réponse recherchée.

Avènement absolu du virtuel qui prime dans tous les domaines de la vie de ces serviteurs asservis par la dictature de la connexion.

Sans oublier la quête absolue, faire le buzz pour décrocher le Saint-Graal qui, en termes d'abondance, définit malheureusement fort bien la pluralité de ces serviteurs déshumanisés !

Un clic pour changer de vie.

Des claques se perdent.

Seuls au monde, isolés dans une dimension parallèle à celle de la réalité, la perte de repères est évidente, tout comme celle de la vie privée.

Disparition de paravent, plus aucune possibilité de préserver son jardin secret, si l'on se trouve prisonnier même, inconscient de l'enfer médiatique.

La surexposition est constante, l'immédiateté prime.

Les rencontres, les partages, les échanges ne se font plus que par le biais de sa majesté internet.

Certes, l'outil permet parfois à certains utilisateurs de gagner énormément d'argent, mais à quel prix ?

Ces êtres, happés par le dieu virtuel, servent de modèles à la jeune génération, elle aussi surinformée et constamment connectée.

Tout défile si vite que leurs cerveaux sont surchargés par la quantité d'images, d'informations qui circulent dans un rythme effréné.

La réflexion, la logique et l'analyse submergées par cette source continue, et ultrarapide, ne parviennent pas à entrer en action.

Le superficiel domine, les connaissances déclinent, le réel s'incline.

Pour ces jeunes, impatients, leur seule valeur importante est l'argent, et ils sont prêts à tout pour amasser le maximum, et, ce, dans un délai le plus court possible.

Il s'agit de vendre son âme au diable.

C'est un tribut très cher à payer pour exister virtuellement.

Ils ne sont pas les seuls, hélas.

Plus aucune objection, lobotomisation par l'image et perte totale du respect de soi.

Beaucoup de minables brillent à travers les réseaux. Ils sont les nouveaux héros de cette jeunesse née connectée, mais désillusionnée, qui se veut rebelle et qui, pourtant, se révèle la plus tyrannisée par le paraître et ses lois absurdes.

Par contre, il est très rare d'entendre les médias évoquer ceux qui restent sur le carreau !

Paradoxe de notre monde moderne où les parents apprennent à leurs enfants à se méfier des inconnus, mais les adolescents vendent leurs corps, leurs êtres en devenir, sans complexe ni scrupule.

Les adolescents, par ailleurs, se mêlent à la partie.

Appât du gain pour les uns, culte du paraître pour les autres, il n'en demeure pas moins qu'au final, ils ne sont que les marionnettes d'un consumérisme dévastateur.

Tous sont dans une quête de reconnaissance qui, au travers du virtuel, demeurera illusoire.

Ils sont régis par l'ogre que représentent les réseaux dits sociaux.

Personnellement, je les nommerai réseaux asociaux à la vue de l'isolement dans lequel ils plongent leurs adeptes.

Étrange et dangereux troc que celui de l'artifice contre l'essentiel !

Celui-ci induit le malaise social de notre société en perdition.

# Jardin secret

Chacune, chacun se doit de cultiver son jardin secret.

Il est primordial d'en fixer les limites.

Il est indispensable de garder un peu de soi à l'abri des regards de plus en plus indiscrets au sein de notre société moderne intrusive.

C'est une liberté morale à revendiquer, surtout à l'heure des réseaux sociaux, des objets connectés, des caméras de surveillance, etc.

Se dévoiler dans l'intimité offre une marque de confiance à la personne aimée.

La pudeur des sentiments outrageusement…

La nudité, d'ailleurs, se réjouira d'être ainsi détentrice d'un fabuleux trésor. L'exclusivité concédée est un véritable cadeau, un gage d'estime et d'amour.

Conserver bien à l'abri une part de soi protège de toutes les formes d'intrusion, et surtout celles que je qualifierais de malveillantes.

Ainsi, la pudeur protège votre vulnérabilité et accroît conjointement votre sérénité.

Suivre son propre rythme, selon ses envies, favorise l'éclosion de confidences d'autant plus précieuses.

Tout se fait, avec la pudeur, en douceur, avec respect.

*« La nature fait les choses sans se presser, et pourtant, tout est accompli. »*

Cette citation de Lao-Tseu résume à elle-même l'importance de ne point céder à la facile félicité.

La pudeur protège de tout débordement.

C'est un nid douillet dans lequel se love notre moi profond apaisé.

La pudeur est une composante essentielle pour vivre en harmonie.

Conserver un peu de mystère suscite davantage l'intérêt et augmente considérablement notre charme.

Les secrets d'alcôve participent activement aux jeux érotiques, voire sexuels, pourtant ils sont devenus caducs à l'ère de cette surexposition constante.

# Rapidité

Au sein de nos sociétés ultra-connectées, tout se déroule beaucoup trop vite.

Nous sommes informés, quasi instantanément, sur tout ce qu'il se passe dans le monde.

Quant à savoir comment vont nos proches, nos voisins, nos collègues, nos clients…

Bref, ceci est une autre histoire car le temps nous manque aussi cruellement que le contact direct, empathique et sincère.

Grâce aux technologies modernes, nous avons pris la fâcheuse habitude d'obtenir des réponses à nos questions à la vitesse de l'éclair.

Il suffit d'un clic.

À quand le véritable déclic pour nos consciences étourdies, sous le joug de la dictature du virtuel ?

Nos cerveaux, soumis à des pressions constantes, saturés d'informations transmises à un rythme endiablé perdent tout discernement.

La réflexion s'efface car nous ne disposons pas de temps pour étudier, analyser et trier les contenus délivrés.

Nos esprits sont bombardés, notre empathie atrophiée car, au travers de cette masse d'images, tout est banalisé, y compris, hélas, la violence.

Celle-ci envahit nos écrans de télévision, nos portables, nos jeux en ligne, nos écoles, nos familles, nos rues, nos hôpitaux… Bref, elle nous accompagne à chaque instant.

La peur domine, et les médias la cultivent.

Aussi, cela invite implicitement à vivre encore plus vite, plus fort, et selon ses désirs. Mais paradoxalement à demeurer à l'abri dans le troupeau, dans un perceptible statu quo.

Nos élites sont rusées. La peur paralyse, ainsi le contrôle des masses devient plus aisé.

Rebelles, constatez comme on bêle.

Nous sommes asservis et divisés, nos belles valeurs humaines se dissolvent dans l'indifférence quasi générale.

Qu'en est-il de l'évolution des rapports humains ?

Si les mises en contact se sont trouvées démultipliées à l'ère du numérique, les liens n'ont jamais été aussi superficiels.

Plus de réalité physique, juste une ou des connexions avec une représentation de l'autre.

Ce cher « autre » demeurera fondamentalement une personne inconnue.

Le rythme effréné de nos vies nous impose de rester superficiels.

Nous ne prenons plus le temps de faire connaissance, nous allons droit au but.

Le partenaire consommable, jetable et périssable se retrouve ghosté en cas de rupture, sans aucune communication ni verbalisation d'aucune sorte. On a fermé l'onglet concerné et on ne se préoccupe pas du tout des états d'âme de l'autre.

Perte de contact avec la réalité, le bourreau évolue dans un monde virtuel et se comporte dans la vie comme s'il tenait une console de jeux. Perte totale des valeurs humaines, violence inouïe récurrente, aucun scrupule. Les notions de bien et du mal ont été aspirées par la volonté impérieuse de contrôler et d'assouvir ses envies quel qu'en soit le prix.

L'égoïsme atteint son paroxysme et, surtout, les belles valeurs sont exclues.

Dominer, posséder, paraître deviennent les maîtres-mots.

Qu'on ne s'étonne pas alors de l'ensauvagement réel de nos sociétés !

L'amour menacé est devenu une valeur marchande.

Modes d'emploi stratégiques, explications techniques des positions sexuelles dignes des plus grands experts pour favoriser la « capture de l'autre ».

« Capture » est, selon mon avis, le mot approprié car cette action traduit l'immédiateté de la volonté et cette appropriation, somme toute artificielle, d'une ou d'un de nos congénères.

Grâce aux services du marché internet dédiés, les mises en contact sont rapides.

Ces relations ne peuvent qu'être éphémères, et dénuées de substance, puisque dans le laps de temps accordé, aucune place pour une découverte profonde de l'autre.

Ces constructions, sans fondation solide, s'apparentent à des châteaux de sable que les vagues de la vraie vie engloutissent.

La réalité érode la raison d'être de ces couples « médiatiques » pathétiques.

L'imaginaire a cédé sa place et ne nourrit donc plus le sentiment amoureux.

Le rêve est en berne, la cadence infernale nous berne.

Totalement illusoire l'interaction entre les êtres connectés, dissimulés derrière leurs écrans.

Le virtuel, s'il favorise et accélère les contacts, et, ce, aux quatre coins du monde, n'offre qu'un ersatz des rencontres concrètes et imprévues qui se déroulent dans la vie de tous les jours.

Le virtuel est une vitrine qui atteste du déclin moral et intellectuel de nos sociétés en perdition.

L'amour s'expose au travers de vidéos, de films, de selfies, de photos mais, hélas, c'est justement cette mise en lumière qui représente sa kryptonite, et la nôtre également.

La précipitation de ces unions, ainsi élaborées, est annonciatrice des échecs à venir.

La désintégration de la pudeur explique la mort du romantisme et, conjointement, celle du savoir-vivre.

La mise en compétition constante des citoyens du monde conduit à considérer l'autre comme un ennemi.

L'égoïsme a su tirer son épingle de nos jeux cruels. Le monde moderne est une jungle, l'empathie n'est plus de mise, tout comme la tolérance.

La pudeur argumentait, enrichissait, nourrissait notre créativité, et donc nos rapports à l'autre étaient plus riches, plus féconds, plus profonds.

La pudeur freinait donc cette volonté collective de gagner du temps, elle s'est donc retrouvée naturellement évincée.

Sa disparition, si elle s'avère donc logique, n'en demeure pas moins tragique, car elle a renforcé la puissance de l'égoïsme et de l'irrespect.

Aujourd'hui, il nous faut développer un esprit toujours plus belliqueux, plus conquérant pour réussir sa vie, soi-disant.

Le « chacun pour soi » est recommandé, et la division des êtres privilégiée…

Notre égo est démultiplié, nos égaux martyrisés.

Et l'on s'étonne de la violence qui régit les rapports devenus inhumains…

La disparition de la pudeur, si elle s'avère donc logique, n'en demeure pas moins tragique, car elle a renforcé la puissance de l'égoïsme et de l'irrespect.

# Voyeurisme

Chacun d'entre nous active un avis personnel, un jugement et un droit de regard à l'heure des réseaux sociaux et, ce, concernant tous les sujets.

L'attraction principale demeure pour ceux qui dévoilent l'intimité d'autrui.

Désormais, on ne lave plus son linge sale en famille, mais sur la place publique !

Tout le monde est ainsi convié à commenter, donner son avis, voire prendre parti et à partie, distribuer son florilège d'insultes, en cas de désaccord, car les débats ne sont pas plus ouverts que certains esprits.

Il est à noter que celles et ceux qui se trouvent alors informés ne détiennent aucun lien personnel avec les personnes concernées et s'imposent en nouveaux procureurs.

Les sentences pleuvent, sans aucune compassion, pour ces victimes noyées sous les flots de salves virulentes et continues.

La fascination morbide qu'exerce internet, par le biais de posts des plus personnels, de vidéos mettant en scène des situations d'ordre privé, car l'image est plus efficace que mille mots, s'avère d'une dangerosité absolue.

Pour illustrer mon propos, je précise que certaines âmes en souffrance, en état de faiblesse, des simples d'esprit également, deviennent en quelques secondes les victimes de millions de personnes.

Très facile d'humilier, d'insulter, de harceler lorsque l'on est dissimulé derrière un écran.

Elle réveille la face sombre qui sommeille en chaque individu.

Le nombre des individus connectés ne cesse de croître, les dangers suivent cette courbe exponentielle.

Même les personnalités publiques embrayent le pas, initient le tweet et, non contentes d'être admirées, entendues, mises en vitrine, et, ce, toute l'année, elles abondent sur les réseaux sociaux.

L'ironie pour certaines, c'est qu'elles n'hésitent pas à se plaindre devant d'autres médias d'une exposition excessive et intransigeante. Surtout si leur public s'oppose à leurs narcissismes aigus, à leurs propos et à leur égo surdimensionné.
Bien logiquement, les critiques foisonnent puisque chacun d'entre nous peut apposer sa griffe grâce au clic magique.

Plus rien de sacré, mais des cons sacrés par sa majesté le virtuel.

Cette surexposition constante rend, hélas, tout d'une banalité affligeante, même les pires atrocités. Les spectateurs s'habituent à tout, avale goulûment les informations offertes sans jamais exercer, sauf exception bien trop faible, une quelconque analyse de ce qui est rapporté.

L'ogre dévore tout ce qu'il visionne sur son écran, soit d'ordinateur, soit de téléphone portable.
Saveur, plaisir et interrogation sont immédiatement gobés.

La digestion devient plus aisée… Et la mémoire ne risque pas d'être surchargée.

Belle machine à broyer, dans tous les sens du terme, voilà ce que sont les geeks qui touchent toutes les catégories sociales de la population et, malheureusement, toutes les générations.

Ne vous en déplaise, les personnes dites âgées suivent la tendance.

Nos chérubins, eux aussi, victimes sont déjà ultra-connectés.

La guerre des images nous déshumanise, nous isole et nous enrôle.

Les robots que nous sommes devenus mettent tout à nu dans une indifférence générale.
La pudeur est exclue et l'intégrité dissoute.
Le rouleau compresseur est passé par là…

De plus, puisqu'il est impérieux de créer le buzz, les limites se retrouvent outrepassées avec une fréquence d'une rapidité aveuglante.

L'absence de pudeur a laissé la place à une violation instantanée et irrémédiable de notre intériorité et de notre conscience, conjointement.

Superficiels, nous sacrifions l'essentiel.

# Imagination

La pudeur berce les doux tourments dus à un amour naissant, et enrichit notre imaginaire.

Elle nous conforte dans cette langueur qui, sans laquelle, la poésie ne pourrait éclore.

Notre imagination s'épanouit en douceur et agrémente savoureusement l'instant magique de la rencontre.

Notre petit cœur en émoi devient hors de contrôle, affolé par ces sensations merveilleuses, et les mystères contenus développent notre créativité charmée.

Le temps est comme suspendu et tout semble possible.

Le flou de nos émotions devient artistique, tout comme notre inventivité.

Notre imaginaire, soudain réalisateur, met en scène le film de nos envies, de nos désirs.

Douces rêveries qui permettent de s'affranchir de l'inaccessibilité potentielle de la réalité, mais qui est source de tant de bonheur.

Le fantasme, représentation imaginaire de nos désirs, est source de plaisir puisqu'il permet à chaque individu d'accomplir ses rêves.

La pudeur nous offre des oasis de paix, c'est pour cela que sa présence est impérieuse.

Le plaisir qu'on sacrifie dans nos modèles sociétaux, pour surveiller le troupeau de consommateurs, afin qu'ils n'échappent pas aux diktats d'un consumérisme galopant, s'avère en fait la source de notre bien-être.

La joie de vivre s'accompagne d'espérance, de songes.

L'illusion, si elle est parfaite, n'en demeure pas moins potentiellement réalisable.

Rêver est indispensable à l'être humain qui ne saurait vivre sans espoir ni joie.

L'amour représenterait-il encore, et toujours, une quête universelle, si l'humain pouvait contrôler ses sentiments amoureux ?

# Sexualité désinhibée

Il s'avère inéluctable et positif que les règles de la pudeur s'assouplissent au fil des siècles.

Ceci afin de libérer nos corps, de parfaire notre éducation sentimentale et sexuelle.

Partage d'expériences indispensables de manière à octroyer une place d'honneur méritée à la transmission.

Il nous faut nous affranchir de l'emprise, parfois excessive et étouffante, de la pudeur afin de gagner en liberté d'être, en connaissance de soi.

L'expression corporelle doit s'émanciper pour mieux s'épanouir.

Être bien dans son corps, c'est être bien dans sa tête.

Ritournelle entêtante qui se révèle erronée à la vue du comportement de certains de nos partenaires particulier(e)s.

Le déséquilibre sévit aujourd'hui dans notre monde où la pornographie abonde.

Celle-ci envahit les réseaux sociaux, nos écrans et, malheureusement, son accès est devenu très aisé et insuffisamment encadré.

Un public bien trop jeune accède à des mises en scène sexuelles, torrides et malsaines.

Les sentiments amoureux, de nos jours, importent peu.

Prédominance catastrophique des pratiques sexuelles, de la technicité qu'elle requiert.

Le Kama-sutra, référence absolue, enseigne les différentes positions sexuelles, mais jamais n'évoque les sentiments, les émotions.

L'absence de la pudeur a favorisé la disparition du respect de soi, de la dignité et, surtout, de l'intimité au profit d'une célébrité virtuelle qui reste très attractive.

Les corps, marchandises à disposition, et le sexe demeurent un des meilleurs business de la planète.

Le profit représente toujours le but.

Notre imaginaire se retrouve mis sur pause puisque les images s'imposent.

Ainsi, nous devenons les esclaves d'une mode qui évince totalement les émotions et qui annihile la profondeur des sentiments. Elle muselle notre intelligence qui n'est plus sollicitée.

Seules sont prises en considération les prouesses sexuelles.

Ainsi exposées, la chair et la surenchère sont de mise.
Ce qui, hélas, entraîne une compétition inutile et, surtout, des violences nouvelles.

La richesse de notre moi intérieur s'affaisse et l'inculture progresse.

Nul besoin de livres pour découvrir la sexualité, combler ses lacunes sur le sujet.
Fi de la curiosité intellectuelle puisqu'il suffit d'un clic pour visionner, sur nos écrans, les réponses à nos éventuelles interrogations.

En ligne, tout est exposé en vitrine, sans aucune censure réelle car facilement contournable.

Cette évolution contre-productive a des conséquences désastreuses sur la qualité des relations.

Impatients et avides, nous devenons ainsi des consommateurs dénués de sens moral.

Nos âmes tristes, à la dérive, font grise mine.

L'imaginaire et l'espoir s'effacent conjointement et cèdent la place à un consumérisme prospère qui dévore notre moi intérieur.

L'autre est devenu une cible, et on fait son marché sur internet.

Les vrais échanges sont devenus caducs puisque l'autre ne représente qu'un bien consommable et jetable.

Une denrée périssable à laquelle on n'accorde plus vraiment d'attention et, surtout, plus aucune considération, ce qui explique cette dégradation progressive des rapports humains.

# Perte de repères

Cette surexposition constante constitue un élément de contrôle et exerce de lourdes pressions sur les intervenants.

Effectivement, découvrir en ligne, voire sur des forums, des thématiques qui correspondent aux problèmes de celles ou ceux qui les lisent, permet de s'informer, de se rassurer, mais les effets inverses ne sont pas à négliger.

En effet, savoir que l'on n'est pas la seule ou le seul concerné brise cette sensation de solitude, souvent dévastatrice dans la considération que l'on accorde aux problèmes soulevés.

Certes, ces discussions virtuelles offrent la possibilité d'amoindrir l'émoi dans lequel les participants se trouvent, mais cela les rend d'autant plus influençables.

Par ailleurs, l'interprétation, qu'elle soit médicale, psychologique, émotionnelle, se fait sans aucun accompagnement, donc elle demeure libre et douteuse, conjointement.

J'en veux, pour exemple, ces êtres en proie à de réelles difficultés quant à leur propre appropriation sexuelle.

Ce sujet, devenu viral, selon mon humble avis, donne lieu à des excès de toutes sortes, très néfastes.

Les personnes affectées par leurs propres doutes prennent la décision radicale de changer de sexe, par exemple, ou se décrètent d'un autre genre que celui auquel ils sont affiliés par naissance.

Je n'exclus pas la probabilité que ces interventions soient une réponse probante à leur mal-être, mais je trouve que les décisions se prennent trop rapidement et qu'il manque d'alternative, et surtout de soutien.

De nos jours, cela affecte également les jeunes enfants car, pour eux aussi, la proposition de changer de genre s'élabore facilement. Or, ce sont là des difficultés d'êtres qui font partie prenante de la construction de tout un chacun.

Considérer immédiatement que le doute de l'enfant est justifié, et que la réponse qui s'impose est de lui donner raison, évite à celui-ci de réfléchir, de prendre à bras-le-corps les adversités de sa petite vie.

Une réelle communication me paraît indispensable avant de vouloir tout régler à l'aide de bistouris, dont l'action sera irrévocable.

La pudeur, si elle s'accompagnait parfois de frustrations de toutes sortes, contribuait à conférer plus de valeur à la réalisation de nos envies.

Or, aujourd'hui, globalement, nous sommes devenus capricieux, avec une injonction profondément ancrée et martelée par nos sociétés modernes : tout, et tout de suite.

Donc accéder à la plus flagrante facilité, quant à la résolution de nos problèmes, prime au détriment d'échanges, de partages, de réflexions et de débats.

Les enfants-rois de cette génération sont victimes de cette volonté d'agir vite et d'assouvir leurs moindres désirs.

Ils se retrouvent sans aucune préparation pour faire face à une objection, à un simple « non ».

Ils ne peuvent être structurés sans une part de d'insatisfaction qui s'avère indispensable à la construction de futurs êtres responsables.

Un grain de sable et la machine s'enraye !

Nous perdons de notre courage, de notre déterminisme, pour affronter les aléas de la vie.

À vouloir devenir unique, nous suivons les effets de mode et devenons ainsi une pâle copie de ce que nous sommes réellement.

Nous perdons nos âmes, notre richesse intérieure pour, au final, correspondre aux influences sociétales transmises par le biais de différents médias.

Le pire, dans tout cela, c'est que le mal-être s'accroît, le désespoir également.

Nous ne rêvons plus, nous n'espérons plus, nous exigeons.

Cela nous conforte dans une certaine forme de soumission à l'existence dont on oublie malheureusement de célébrer la beauté.

Petite mort de nos rêves au détriment d'une surconsommation qui vide nos portefeuilles et notre potentiel émotionnel.

Résultat, le vide remplit l'espace de nos champs de vision restreint.

# Solitude

Effarant paradoxe des temps modernes, la solitude est un des pires fléaux qui sévit à l'heure où des millions de connexions se font dans le monde entier.

Chacun est replié sur soi, isolé de toutes et tous, mais confortablement assis derrière son écran et connecté à la terre entière.

Connexions multiples en ligne, mais totalement seules.

L'amour demeure la quête universelle car rien n'est plus beau et, surtout, difficile aujourd'hui de faire de vraies belles rencontres.

La Covid a éradiqué le côté festif en forçant les personnes à demeurer chez elles et, depuis, il faut reconnaître que le moral n'est pas au plus haut, et les endroits branchés peu propices à une communication.

Aussi, internet a fait des bons records d'utilisation durant cette douloureuse période car seuls les liens virtuels pouvaient maintenir un contact avec l'extérieur.

Si depuis nous pouvons à nouveau nous réunir, la majeure partie des gens, dans leur intimité, communique quotidiennement via les réseaux sociaux.

La quête de l'autre se pratique sur le net où toutes les dérives sont présentes.

Faux profils, arnaques, usurpation d'identité, piratages, et j'en oublie certainement.

Plus facile de faire son marché sur les sites de rencontres que dans la vraie vie évidemment, mais il est certain que la couleur de la relation à suivre ne sera connue qu'au moment de la rencontre en live.

Plus aisé aussi de mentir, de modifier son image grâce aux applications derrière un paravent virtuel, donc, hélas, souvent les rêves se fracassent sur les pans de la réalité.

En plus, le net incite à passer rapidement les étapes, à entrer immédiatement dans le vif du sujet puisque la timidité est contenue car chaque partenaire dialogue par le biais d'un téléphone ou d'un ordinateur.

Les propos sont ainsi beaucoup plus rapidement salaces, irrespectueux, crus, car le virtuel n'impose aucune limite, alors que dans la réalité, la pudeur naturellement nous engage à faire connaissance poliment et respectueusement.

Bien entendu, sauf exception puisqu'il existe des personnes fondamentalement dénuées d'éducation, de principes et qui se comportent aussi sauvagement dans la vie que sur le net.

Cela peut plaire…

Force est de constater que nous sommes toujours en train de courir, et peu de personnes s'arrêtent en prenant le temps de se demander la vraie raison de cette course effrénée qui leur fait perdre leur vie, en fait.

Donc double « effet kiss cool », si j'ose dire, car les personnes en mal d'amour ressentent encore plus fortement leur solitude avec cette succession logique d'échecs qui les projette violemment dans la désillusion la plus totale.

Les déceptions laissent des traces et peuvent mettre en péril les égos conscients de la facilité actuelle des mises en contact car, malgré ces hypermarchés d'âmes sœurs ouverts jour et nuit, leur célibat ne prend pas fin, ou alors très temporairement.

Donc vient s'ajouter un sentiment de culpabilité qui entraîne inexorablement l'être malheureux dans un désamour de lui-même. La mission gagne alors en complexité et l'objectif devient encore plus inatteignable.

Peut-on aimer sans s'aimer soi-même ?

Là est la vraie question.

De plus, l'égoïsme ayant pris le dessus, les personnes désireuses de rencontrer quelqu'un aspirent vivement à un changement de leur situation sans que celle-ci en soit pour autant modifiée.

Elles n'offrent pas la place nécessaire à l'accueil de la personne aimée, et se retrouvent ainsi dans la position du serpent qui se mord la queue.

L'absence de la pudeur accroît l'isolement des êtres qui ne consacrent plus de temps aux autres.

# Voracité

Les innombrables progrès technologiques favorisent les excès de vitesse qui contaminent tous les domaines de notre vie (sentimental, professionnel, etc.).

Habitués à des réponses virtuelles immédiates, stressés, pressurisés par des charges mentales, nous avalons goulûment tout sur notre passage et, ce, sur un rythme frénétique.

Sur-consommateurs, hyper-connectés, notre esprit reptilien frôle l'overdose.

La liste de nos envies doit être exaucée dans le meilleur délai possible, à savoir le temps d'un clic.

Consuméristes forcenés, tels de grands enfants capricieux, il nous faut toujours plus, et le rythme de nos exigences ne cesse de s'accélérer.

Nos désirs se déchaînent, et, hélas, nous enchaînent.

Nous ne tolérons plus aucune frustration. Tout, et tout de suite, telle est l'injonction que nous suivons quotidiennement.

Constat identique dans le domaine amoureux.

Les émotions ne trouvent pas leur place dans le train de l'amour qui file à vive allure vers l'échec programmé.

La pudeur, elle, temporisait. Elle remplissait ce rôle à la perfection et décuplait notre plaisir, lorsque la fusion se produisait.

La saveur n'en était que plus exquise.

Épicuriens, nous savourions avec délectation les joies de la vie.

Notre imagination tournait à plein régime, mises en scène sophistiquées dans notre esprit heureux de l'exercice tout autant que de la symbolique de notre réflexion.

Instants palpitants, montée d'adrénaline, fulgurance des émotions, explosion de saveurs au moment de la satisfaction de notre désir.

Enchanteresse béatitude qui offrait son sens véritable au mot bonheur.

Boulimiques, sans repère, aliénés par nos écrans, nous avons perdu le contrôle, emportés par les flots déchaînés du merchandising.

Le désastre est tel que le plaisir agonise, abandonné au profit d'une surabondance fictive.

Une asthénie profonde enveloppe nos petits cœurs délaissés.

L'euphorie a cédé sa place à une neurasthénie qui paralyse nos âmes déboussolées, en totale opposition avec les valeurs qui gouvernent ces millions d'êtres dépersonnalisés.

Une vie sans pudeur est une vie sans saveur.

Le charme est rompu, et le film est terminé.

# Conclusion

Je pense donc, après cet écrit, que l'absence de pudeur est à la source de plusieurs de nos maux.

Il est à noter que ceux-ci ont été encouragés par la présence et le développement considérable des réseaux sociaux, par l'influence négative de certains médias.

Certes, si la pudeur devait gagner en souplesse, elle ne devrait en aucun cas disparaître.

La réserve naturelle qu'elle induit, dans nos rapports aux autres, maintient le principe de respect d'autrui.

Notre imaginaire dévoile ce que la pudeur préservait.

Les voiles d'ombre tendus par la pudibonderie nous ont rendus plus inventifs, nous permettant d'édulcorer quelque peu la réalité.

L'espoir demeure notre étoile polaire, et il borde nos chemins de vie.

Notre considération pour l'autre est réelle, et s'accompagne de véritables attentions, de marques d'affections appropriées.

La délicatesse de nos gestes mesurés démontre le profond respect accordé à l'autre.

Les mystères de la vie distillent un parfum d'aventure que chérit notre âme d'enfant.

Ainsi, notre capacité d'émerveillement se nourrit de notre créativité des plus actives.

L'Amour se compose de rêves, d'espérances et est dénué de toutes formes de calculs réducteurs, péjoratifs vis-à-vis de la noblesse des sentiments.

À l'heure actuelle, nous avons vendu nos âmes au diable pour tenter de régner sur un monde virtuel qui célèbre le superficiel.

Tout est illusoire.

Nos cœurs malmenés souffrent de carences et se remplissent de tristesse.

Nos âmes en souffrance errent dans ces paradis artificiels qui ne les comblent que d'un grand vide affectif, semblable à un désert qui avance.

Celles-ci manquent cruellement de chaleur humaine, de communions, d'émotions réelles, de spiritualité.

Consommateurs effrénés, pions d'un consumérisme insatiable, nous devons impérativement changer de cap car nous faisons fausse route.

Nos comportements nous éloignent des plaisirs simples de la vie, de la joie d'échanger, d'aimer, d'être, d'exister.

Le bonheur ne se brade pas, il se partage.

Il nous faut se réapproprier l'essentiel, et ne pas abandonner nos rêves.

**« Pour vivre heureux, vivons cachés. »**

Cet adage empreint de sagesse, nous devons le remettre au goût du jour.

Un peu de pudeur nous permettrait de gagner en profondeur.

L'intelligence sollicitée nous accompagne sur le chemin des vraies et belles valeurs.

Surtout, nous devons nous rappeler que notre moi intime est une boussole d'une valeur inestimable qui requiert une considération de tous les instants.

La lumière n'existerait pas sans la présence de l'ombre.

Demeurer sous les projecteurs aveugle notre être, qui se retrouve dépouiller de ses repères.

L'aveuglement, avec lequel nous menons nos vies, ne peut mener qu'à notre perte.

La plus flagrante est celle de la substance même de nos existences, tout simplement être et ne pas paraître.

L'ombre est propice à la méditation, à la réflexion, et symbolise la sagesse cachée.

La pudeur temporise nos pulsions et éveille nos consciences.

Elle nous humanise et nous rappelle que nous ne sommes rien sans les autres.

Je souhaite ardemment son retour car je la considère comme indispensable à notre équilibre. Elle éclairerait, sans nul doute, nos esprits égarés.

Finalement, pour vivre peinard,
Sortons de la lumière des phares,
Esquivons les miroirs,
Plongeons dans les regards,
Toujours possible de prendre un nouveau départ.

# Remerciements

Merci Christophe, pour tes précieux conseils.
Merci à vous, qui me lisez, pour vos encouragements.
Merci la vie, qui est une source d'inspiration infinie.

www.ingramcontent.com/pod-product-compliance
Lightning Source LLC
Chambersburg PA
CBHW020743051126
54315CB00078B/568
*9782414629404*